DE LA PEPSINE

ET DE

SES PROPRIÉTÉS DIGESTIVES

PAR

MM. les docteurs PRESSAT et MIALHE.

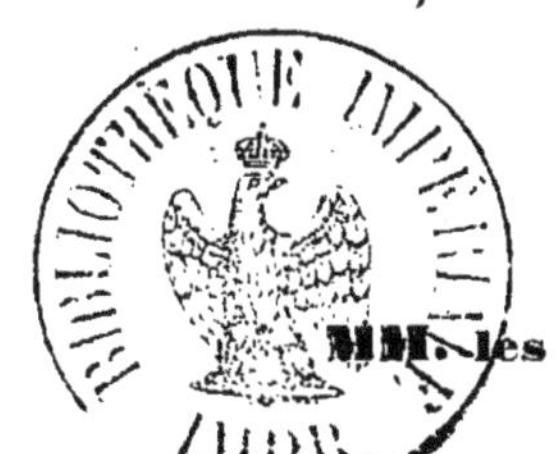

PARIS

VICTOR MASSON ET FILS

PLACE DE L'ÉCOLE-DE-MÉDECINE.

M DCCCLX.

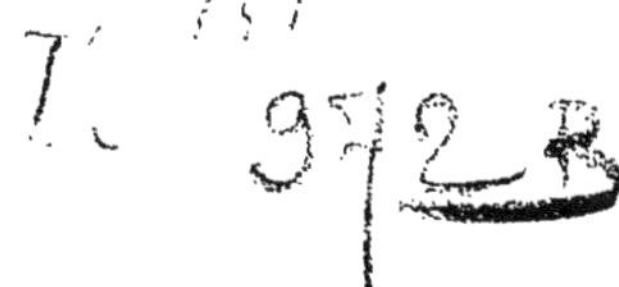

DE LA PEPSINE

ET DE

SES PROPRIÉTÉS DIGESTIVES

La pepsine est le principe actif du suc gastrique; elle tire son nom de πέψις, coction. De même nature que les ferments, elle opère comme eux en vertu d'une force particulière qu'on est convenu d'appeler catalytique.

Elle a pour fonction de transformer les matières albuminoïdes en une substance soluble, endosmotique, assimilable, propre à satisfaire aux différents besoins de composition et de décomposition organique.

§ —— Tous les liquides qui sont sécrétés dans le canal alimentaire, salive, suc gastrique, bile, suc pancréatique et suc intestinal, concourent à la digestion des substances dont se compose la nutrition des animaux.

Longtemps on a cru ces liquides identiques et exerçant la même action sur chaque espèce d'aliments, sans leur accorder toutefois une grande part dans la digestion qui, suivant les différents systèmes prédominants dans les écoles, a été tour à tour comparée à une coction, une trituration, une dissolution, une fermentation, une putréfaction.

Ces théories étaient fort inexactes; cependant, par leur tendance à ramener les phénomènes de la digestion à des actes physiques et chimiques, elles s'éloignaient moins de la vérité que l'opinion professée il y a peu de temps encore, que la digestion est un acte sans analogue, en dehors des lois générales de la nature, constituant une fonction organique et vitale.

Dès que les hypothèses furent abandonnées pour l'observation précise des faits et pour des recherches scientifiquement dirigées, peu à peu se sont dévoilés les phénomènes si difficiles et si variés de la digestion.

Les admirables recherches de Réaumur et de Spallanzani ont d'abord parfaitement établi que la liquéfaction, la dissolution des aliments a lieu sous l'influence du fluide même sécrété dans l'estomac, du suc-gastrique (ce *grand dissolvant de la nature*, cette *eau-forte animale*, comme l'appelait Van Helmont), et que cette influence est la même au dehors comme au dedans de l'organisme.

Bientôt on put constater par des expériences directes que le suc gastrique n'a d'action que sur les substances albuminoïdes, et que par conséquent la digestion ne s'effectue pas à l'aide d'un seul liquide susceptible d'opérer sur les divers aliments une même modification qui les

rend absorbables et propres aux besoins de l'économie.
Il a fallu reconnaître que les autres fluides affluant
dans les viscères digestifs ont, comme le suc gastrique,
des propriétés spéciales; et que les matières alimentaires, dans leurs diverses élaborations, ne subissent pas
une simple dissolution, mais une véritable métamorphose, laquelle est déterminée par les principes fer-
mentifères existant dans la salive, le suc gastrique, les
liquides pancréatique et intestinal.

§ —— Or, ce que la science actuelle appelle *ferments* et *fermentation* n'a rien de commun avec les idées
de fermentation des anciens.

Les ferments proprement dits sont des principes
azotés qui, en contact avec certaines substances organiques, leur font subir des altérations particulières, une
sorte de transformation dont le résultat est de faire
passer ces substances d'un état plus complexe à des états
qui le sont moins, ce qu'on appelle dédoubler, ou bien
de les changer en *corps isomères* plus stables que ceux
auxquels ils succèdent.

Le *ferment*, c'est le corps qui imprime le mouvement
à la matière; la *fermentation*, c'est la série des phénomènes qui se passent pendant que la transformation
s'effectue.

Les ferments ne cèdent rien, n'empruntent rien aux
corps dont ils déterminent la modification : ils n'agissent
que par simple contact. Ces phénomènes encore inex-
pliqués sont attribués à une force particulière supposée,
dite *catalytique* par Berzelius.

Il existe d'autres phénomènes de contact proprement dits; mais ce qui les distingue de ceux que produisent les ferments, c'est que ceux-ci ont seuls la propriété de donner lieu aux dédoublements et transformations signalés plus haut.

Ces transformations parfois instantanées, opérées sur une masse considérable par des quantités minimes, constituent donc un caractère spécial n'ayant rien d'analogue aux décompositions chimiques qui ont lieu d'équivalent à équivalent. Ce caractère spécial ne se révèle qu'en présence des corps sur lesquels les ferments ont une action immédiate. La puissance et l'intensité d'action ne sont pas les mêmes pour chaque ferment : ainsi les fermentations amyloïque, amygdalique et sinapisique sont en quelque sorte instantanées, tandis que les fermentations albuminique, lactique, alcoolique, acétique, nécessitent chacune un temps plus ou moins prolongé.

§ —— Dans l'exposé rapide que nous nous proposons de faire des phénomènes de la digestion, nous n'aborderons rien de ce qui se rattache à l'innervation, à la chaleur animale, aux mouvements propres de l'estomac, à la sécrétion des liquides, à l'absorption endosmotique; nous ne voulons que traiter des réactions purement chimiques qu'éprouvent les aliments dans le tube digestif, et spécialement étudier le principe actif du suc gastrique, la *pepsine* et ses propriétés.

Les aliments, si divers qu'ils soient, peuvent se rapporter à trois groupes principaux :

1° Les substances grasses : beurre, graisses, huiles.

2° Les substances végétales ou hydrocarbonées : sucres et amidon.

3° Les substances azotées ou albuminoïdes : albumine, caséum, fibrine, gélatine, gluten, etc.

Ces substances, étant introduites dans l'économie, sont susceptibles de s'unir à l'oxygène et de coopérer aux phénomènes de combustion qui sont indispensables au maintien et à la manifestation de la vie, mais elles n'y participent pas en même proportion.

Ainsi les corps gras et les substances hydrocarbonées absorbent promptement l'oxygène, et se brûlent presque entièrement en donnant naissance à de l'eau, à de l'acide carbonique, et à un grand dégagement de chaleur. L'excès qui échappe à cette combustion est utilisé par l'organisme ou rejeté par les sécrétions. En raison de la grande part qu'elles prennent à la respiration et à la calorification, ces substances sont dites *aliments respiratoires*.

Les substances azotées se combinent plus ou moins lentement avec l'oxygène, et forment une certaine quantité d'eau et d'acide carbonique, de l'acide urique, de l'urée, des sulfates, des phosphates ; mais tout en s'oxydant en plus ou moins grande proportion, elles ne doivent point disparaître par la combustion, elles ne prennent qu'une part fort restreinte dans l'acte de la respiration et dans la production de la chaleur animale. Elles sont destinées en grande partie au développement, à l'entretien et à la réparation des organes de l'économie ; c'est pourquoi elles sont appelées *aliments plastiques*.

Il ne faudrait pas toutefois accorder une valeur trop absolue à cette distinction entre les aliments respiratoires et les aliments plastiques, elle n'existe que d'une manière générale. En effet, chez l'animal qui engraisse, une portion des aliments dits respiratoires se dépose dans les tissus dont elle devient partie constituante, c'est-à-dire qu'elle est transformée en aliment plastique. Au contraire, chez l'animal qui maigrit, soit par maladie, soit par défaut de nourriture suffisante, les substances qui avaient fait partie intégrante de la trame organique, fournissent des matériaux à l'oxygène de la respiration, c'est-à-dire qu'elles deviennent aliments respiratoires. Mais il n'est pas nécessaire de s'arrêter à ces conditions exceptionnelles : chez tout animal, il s'opère un mouvement incessant de composition et de décomposition dans tous les organes; au bout d'un certain temps, les substances dites plastiques sont brûlées par l'oxygène du sang pour être rejetées au dehors à l'état d'urée ou d'acide urique, et sont remplacées par de nouveaux éléments.

Bien que ces trois groupes soient presque également nécessaires à la nutrition, les matières hydrocarbonées et les matières grasses seraient celles dont les animaux se passent le mieux, et les matières azotées celles qui leur sont le plus indispensables.

§ —— Les substances alimentaires, pour la plupart insolubles, ne pénètrent dans l'économie qu'à la condition d'être transformées en matières solubles et absorbables. Les expériences physiologiques et les digestions

artificielles ont parfaitement établi que ces transformations s'accomplissent par une suite de réactions
purement chimiques; qu'elles sont différentes suivant
qu'elles s'effectuent avec la salive, le suc gastrique, les
liquides pancréatique et intestinal, et constituent pour
chaque groupe d'aliments un mode propre de digestion.

§.——*Digestion des corps gras.*—Les corps gras sont
les aliments dont l'absorption présente le mode le plus
simple. Il leur suffit d'être émulsionnés, c'est-à-dire
divisés à l'extrême dans un liquide, pour traverser les
membranes et s'introduire dans l'économie.

Ils ne subissent aucun changement dans l'estomac,
sous l'influence du suc gastrique, et c'est évidemment
dans l'intestin grêle qu'ils trouvent les liquides propres
à les rendre absorbables (bile, suc pancréatique et suc
intestinal). La facilité avec laquelle tout liquide légèrement alcalin émulsionne les graisses et les huiles
donne lieu de croire que les sucs pancréatique, biliaire
et intestinal, agissent plus par leur alcalinité que par
une vertu spéciale.

Cependant, M. Cl. Bernard considère le suc pancréatique comme l'élément propre, le ferment spécial à la
digestion des corps gras. Selon ce professeur, les graisses
ne sont pas seulement divisées, émulsionnées par l'action du suc pancréatique, elles éprouvent une transformation complète; elles sont dédoublées en glycérine et
en acides gras : transformation qui ne peut avoir lieu
que sous l'influence d'un ferment.

Si ce dédoublement s'effectuait réellement, on ne devrait, après l'action du suc pancréatique en quantité suffisante, retrouver aucune molécule graisseuse ; de même qu'après l'action du liquide salivaire sur l'amidon, on ne retrouve aucune molécule amylacée.

Mais il n'en est pas ainsi. Les expériences démontrent que, par le simple repos, les huiles émulsionnées dans le liquide pancréatique se réunissent de nouveau en masse, et apparaissent dans leur état primitif. Ce fait prouve qu'elles n'ont subi aucune modification de leurs éléments ; car, après le dédoublement opéré, il y aurait impossibilité à la reconstitution consécutive de la masse graisseuse. De plus, MM. Bouchardat et Sandras ont retrouvé dans le chyle des molécules graisseuses qui, après leur absorption, n'avaient aucunement changé de nature.

Donc, jusqu'à présent, le dédoublement par le suc pancréatique n'est pas suffisamment prouvé, et l'on ne peut admettre un ferment spécial pour la digestion des corps gras.

Ils sont absorbés directement sans métamorphose de leurs éléments consécutifs.

§ —— *Digestion des aliments végétaux ou hydrocarbonés.*—Les substances amylacées et saccharines qui composent ce groupe ne peuvent être assimilées, quelle que soit leur variété, qu'à la condition d'avoir été transformées en un produit nouveau, la *glycose.*

L'*amidon*, qui constitue la plus grande partie alibile des végétaux, est globulaire, insoluble, en suspension dans les liquides avec lesquels il est mêlé ; pour pouvoir pénétrer dans la circulation générale, il doit se métamorphoser en un corps soluble, endosmotique, assimilable.

MM. Payen et Persoz ont prouvé que, pour servir à la nutrition des plantes, l'amidon devait être changé en dextrine, puis en glycose, par un ferment particulier qui se développe au moment de la germination, ferment qu'ils ont appelé *diastase*.

Nous avons démontré, en mars 1845, que l'amidon, dans l'économie animale, subissait les mêmes métamorphoses, et se changeait en dextrine, puis en glycose, par un ferment contenu dans le liquide salivaire.

Ce ferment, principe actif de la salive, que nous avons les premiers isolé et étudié, existe également dans le suc pancréatique, où il a été signalé par MM. Bouchardat et Sandras en 1846. Il possède dans ce liquide la même vertu que dans la salive.

Il s'obtient en traitant les liquides salivaire et pancréatique par cinq à six fois leur poids d'alcool absolu ; il forme alors un précipité solide, grisâtre, amorphe, insoluble dans l'alcool anhydre, soluble dans l'alcool faible et dans l'eau, qui, mis en contact avec l'amidon, donne exactement lieu aux mêmes réactions que la salive elle-même ; son énergie est telle, qu'une partie en poids suffit pour convertir en glycose plus de 2000 parties d'amidon.

En raison de son identité d'action avec la diastase végétale, nous lui avons donné le nom de *diastase animale*.

La diastase constitue un ferment dont on ne saurait nier la spécificité d'action sur une classe déterminée d'aliments, les amylacés; car elle est sans influence sur les autres corps hydrocarbonés, la cellulose, la pectose, les gommes, ainsi que sur les aliments albuminoïdes.

Si dans l'estomac on rencontre de la dextrine et de la glycose, c'est que l'amidon, pénétré d'une grande quantité de salive, commence à se métamorphoser avant d'arriver à l'estomac, et continue sa métamorphose dans ce viscère jusqu'au moment où le suc gastrique est assez abondamment sécrété pour l'arrêter. Dans l'intestin grêle se termine la digestion des matières amyloïdes, qui trouvent dans les liquides pancréatique et intestinal la diastase nécessaire pour compléter l'effet commencé par la salive (1).

Pour nous, la digestion des aliments amylacés commence dans la bouche et se termine dans l'intestin grêle ; elle se compose de trois temps principaux :

1ᵉʳ *temps :* Broiement et insalivation dans la bouche, commencement de transformation qui peut être complète pour certaines parties.

2ᵉ *temps :* Séjour plus ou moins prolongé dans l'estomac ; pendant ce temps, l'action de la diastase peut être paralysée par les acides gastriques, quand ils ne sont pas employés à la digestion des matières albuminoïdes.

3ᵉ *temps :* Passage dans le duodénum et dans l'intes-

(1) Pour plus amples détails, consulter la *Chimie appliquée à la physiologie et à la thérapeutique.*

tin grêle : les alcalis de la bile, du suc pancréatique et du liquide intestinal, saturent les acides qui ont imprégné le bol alimentaire et rendent à la diastase toute son énergie ; l'afflux du suc pancréatique complète la modification des matières qui avaient échappé à l'action du suc salivaire.

La transformation des matières amylacées en glycose ne constitue pas une anomalie pathologique propre aux seuls diabétiques, comme on l'a cru pendant longtemps ; elle est un fait physiologique, nécessaire pour toute la série animale.

Les *substances sucrées* doivent, comme l'amidon, passer à l'état de *glycose* pour être utilisées dans l'économie.

En effet, le sucre de canne, le sucre cristallisé, ne se décompose point et ne se colore point au contact des alcalis, chaux, soude ou potasse ; il ne réduit ni les sels de cuivre, ni le bioxyde de cuivre, mêlés à un liquide alcalin ; il n'entre point spontanément en fermentation. Il ne devient propre à ces réactions chimiques que lorsque, sous l'influence directe des acides ou des ferments, il s'est transformé en *sucre incristallisable*, en *sucre interverti*, modification isomère de la glycose, ou en *glycose*.

Injecté dans les veines d'un animal, il est rejeté par les urines sans avoir éprouvé aucun genre d'altération, tandis qu'injecté à l'état de glycose, il ne laisse aucune trace dans les sécrétions.

La transformation du sucre de canne en glycose n'est

point, comme pour l'amidon, déterminée par la diastase contenue dans la salive et le suc pancréatique ; elle s'effectue dans l'estomac au moyen des acides et ferments du suc gastrique, et aurait également lieu dans des vases inertes qui contiendraient les mêmes éléments.

Il existe donc pour les aliments végétaux ou hydro-carbonés une digestion propre, une véritable transformation déterminée par des ferments spéciaux, laquelle donne naissance à la *glycose*, substance physiologiquement toujours la même, soluble, assimilable et propre aux besoins de l'économie.

§ —— *Digestion des aliments albuminoïdes ou azotés.* — Les aliments albuminoïdes ou azotés comprennent : l'*albumine*, qui constitue le blanc d'œuf et une partie du sang ; la *fibrine* et la *musculine*, qui se trouvent dans le sang, dans la chair et les muscles des animaux ; la *caséine*, qui forme presque en entier le lait ; la *gélatine*, qui existe dans le tissu cellulaire, dans la matière organique des os, des tendons, etc.

Ces substances azotées forment également dans les plantes une *albumine végétale*, une *caséine végétale*, une *gélatine végétale*, une *fibrine végétale* qu'on appelle *gluten*, et qui est abondante dans les graines céréales.

Tous ces éléments présentent entre eux une grande similitude de propriétés physiologiques et de composition chimique.

Pour servir à la nutrition des animaux, ils subissent des transformations tout à fait analogues à celles

des aliments amylacés : ils sont dissous et métamor-
phosés par le *suc gastrique* en une même substance,
seule absorbable et assimilable, dite *albuminose* (Mialhe)
ou *peptone* (Lehmann), qui, au point de vue de la
digestion, est aux aliments albuminoïdes ce que la *glycose* est aux aliments amylacés.

Le *suc gastrique* est sécrété par un appareil glandu-
laire particulier, existant dans les membranes internes
de l'estomac. Avant qu'on eût découvert les procédés
pour se le procurer pur ou à peu près pur, il fallait se
borner à l'examen des produits variables rejetés par le
vomissement ou contenus dans les estomacs d'animaux
à jeun. Alors on ne s'accordait ni sur la nature, ni sur
les réactions du liquide obtenu : pour les uns, c'était de
la salive et du mucus ; pour les autres, c'était du suc
gastrique véritable ; on le croyait tour à tour acide,
alcalin ou tout à fait neutre.

Depuis les travaux de W. Prout, Tiedemann et
Gmelin, Léuret et Lassaigne, Blondlot, etc., on sait
positivement que le suc gastrique est constamment acide
chez tous les animaux, quels que soient leur âge, leur
sexe, et même leur nourriture ; seulement il n'est pas
acide au même degré.

Si parfois l'estomac peut renfermer assez de salive et
de mucus pour que son contenu soit alcalin, la membrane muqueuse elle-même n'en reste pas moins toujours acide.

Lorsque le suc gastrique a été, par filtration, privé
du mucus et des matières alimentaires qui le souillent
lorsqu'on le recueille, il est liquide et limpide ; il pré-

sente une couleur légèrement ambrée, une densité plus
grande que celle de l'eau, une saveur styptique un peu
salée, une odeur caractéristique, surtout lorsqu'il est
chauffé; alors il répand une odeur de bouillon. Après
avoir été exposé pendant six heures à la température de
50 degrés centigrades, il se trouble légèrement et perd
ses propriétés digestives. Lorsqu'il est pur, il peut, étant
à l'abri du contact de l'air, se conserver pendant plusieurs années sans s'altérer, sans perdre ses propriétés
chimiques et physiologiques.

Dans le suc gastrique existe deux éléments principaux, l'un *acide*, l'autre *fermentifère*.

Comme élément *acide* on a tour à tour admis les acides
chlorhydrique, lactique, acétique, phosphorique, etc.
Berzelius a soutenu l'opinion que l'acidité du suc gastrique est due au mélange de plusieurs acides. Au reste,
cette question n'a pas une importance capitale, puisque
les recherches de MM. Cl. Bernard et Barreswil et les
nôtres ont mis hors de doute que la plupart des acides
convenablement étendus d'eau possèdent une sorte
d'équivalence digestive.

L'acide, quel qu'il soit (et le plus souvent c'est l'acide
lactique), paraît n'avoir d'autre destination que de ramollir, hydrater, diviser, dissoudre les matières azotées;
car, malgré son intervention nécessaire, il n'est pas
l'élément essentiel de la digestion. Des expériences nom-
breuses ont démontré de la manière la plus absolue que
les substances albuminoïdes seulement dissoutes par les
acides ne sont nullement absorbables et assimilables,
tandis qu'elles le deviennent parfaitement du moment

qu'elles sont modifiées par l'élément fermentifère du suc gastrique.

L'élément *fermentifère* entrevu par Schvann, isolé par Wasmann, a été étudié par une foule de physiologistes et désigné sous plusieurs noms.

Nous-mêmes, en 1846, avons démontré que dans le suc gastrique il n'existe qu'un ferment digestif, et que la *pepsine* de Wasmann, la *chymosine* de M. Deschamps (d'Avallon), la *gastérase* de M. Payen, sont identiques entre elles, et constituent un seul et même principe auquel il convient de laisser le nom de *pepsine*.

La *pepsine* existe dans le suc gastrique, dans le mucus qui recouvre la membrane interne de l'estomac, et dans le tissu même de cette membrane. Elle s'extrait soit du suc gastrique lui-même, soit des liquides (présures) dans lesquels on met en macération les membranes muqueuses de l'estomac. On filtre ces liquides, puis on les traite par dix ou douze fois leur volume d'alcool absolu : la pepsine se précipite sous la forme d'une matière floconneuse, caséiforme, qui reproduit en poids à peu près un centième du suc gastrique employé. Ainsi préparée, la pepsine est presque entièrement pure; elle est déjà très active, mais on double presque son énergie en la redissolvant dans l'eau et en la précipitant de nouveau par l'alcool.

Desséchée en couches minces sur une lame de verre, elle présente l'apparence de petites écailles translucides, d'un blanc jaunâtre ; elle a une odeur particulière rappelant celle de certains fromages, et une saveur acerbe, un peu piquante et manifestement nauséeuse. Elle est

soluble dans l'eau et l'alcool faible, mais tout à fait insoluble dans l'alcool anhydre.

La solution aqueuse se trouble sensiblement sans se
coaguler par une chaleur de 100 degrés, et perd tout
pouvoir spécifique; les acides en général n'y causent
aucun changement; le tannin, la créosote, la précipitent et anéantissent en même temps ses propriétés fer-
mentifères; un grand nombre de sels métalliques, tels
que ceux de plomb, de mercure, la précipitent également, mais sans détruire ses propriétés, qui apparaissent
de nouveau dès qu'on s'empare de la base contenue dans
le précipité.

Le caractère qui distingue la pepsine de toutes les
autres matières organiques, est de coaguler le lait sans
l'intervention d'un acide. Aussi peut-on justement avan-
cer que toute matière animale coagulant le lait contient
une certaine quantité de pepsine.

Il a été prouvé que les acides que l'on trouve dans le
suc gastrique ne jouissent pas des propriétés digestives,
et d'autre part, que la pepsine privée d'acide n'agit pas
sur les matières albuminoïdes (la caséine exceptée) qui
n'ont pas été préalablement modifiées par le contact
des acides. Il en résulte que la réunion d'un acide et de
la pepsine est indispensable à la digestion des aliments
albumineux. C'est précisément ce qui arrive pour le
suc gastrique, qui, d'après M. Boudault, contient sur
100 parties : eau, 97; acide et sels, 1,75; pepsine 1,25.

Voici comment nous comprenons la succession des
phénomènes dont l'estomac est le siége. L'aliment al-
buminoïde ingéré active la sécrétion du suc gastri-

que ; celui-ci, par son acide, commence par gonfler, ramollir, désagréger l'aliment, qui se trouve bientôt converti en une masse demi-liquide, sorte de gelée sur laquelle la pepsine agit à son tour. Son premier effet est de précipiter cette masse gélatineuse en donnant lieu à un coagulum blanchâtre ou rougeâtre, pulpeux, caséiforme (chyme), qui se redissout ultérieurement par un excès de pepsine, et constitue alors l'*albuminose*, produit soluble, endosmotique, assimilable, qui, passant des voies digestives dans la circulation générale, est absorbé par tous les appareils de composition et de décomposition organique.

Ces transformations sont formelles, indispensables. Il n'est plus possible de considérer la digestion comme une désagrégation plus ou moins complète, une division portée à ses extrêmes limites, une simple dissolution ; en effet, les aliments albuminoïdes, quels qu'ils soient, ont perdu leurs caractères distinctifs, la fibrine est devenue méconnaissable, l'albumine ne coagule plus par la chaleur, la gélatine ne prend plus en gelée, etc. Ils sont convertis en une matière spéciale qui a la composition chimique des substances dont elle dérive, mais sans en avoir les propriétés physiques et chimiques : c'est une mutation d'état sans changement de composition élémentaire ; c'est une transformation isomérique déterminée par la pepsine.

§ —— Ce produit ultime de la digestion des aliments albuminoïdes, soupçonné et entrevu par différents chimistes, MM. Marcet, Prout, Brodie, Gmelin

et Tiedemann, Thenard, Prévost et Morin, qui l'avaient
nommé *matière salivaire, osmazôme, gélatine, matière
gélatiniforme*, a été étudié par nous dans un mémoire
présenté à l'Institut le 13 août 1846, et nous lui avons
donné le nom d'*albuminose*. M. Lehmann, dans des travaux plus récents, a cru devoir l'appeler *peptone*.

L'*albuminose* se présente sous la forme d'un liquide
incolore, rappelant l'odeur et la saveur de la viande.
Évaporée à une douce chaleur, elle laisse un résidu
blanc jaunâtre ayant de la ressemblance avec l'albumine de l'œuf desséché. Très soluble dans l'eau, l'albuminose est complétement insoluble dans l'alcool. Sa
solution aqueuse ne précipite ni par la chaleur, ni par
les acides ou les alcalis, ni même par la pepsine. Elle
est au contraire précipitée par un grand nombre de
sels métalliques (ceux de plomb, de mercure, d'ar-
gent, etc.), par le chlore, par le tannin, alors même
qu'il est additionné d'une certaine quantité d'acide
azotique.

Injectée dans les veines, l'albuminose est parfaitement assimilée et ne laisse aucune trace dans les urines,
tandis que l'albumine, simplement dissoute dans l'eau
acidulée, ne peut servir à la nutrition, et se retrouve en
nature dans les sécrétions.

La quantité d'albuminose produite par les divers aliments varie avec chacun d'eux, de même que le temps
nécessaire pour se produire.

Les aliments albumineux qui sortent de l'estomac
sans avoir subi toutes les modifications nécessaires à
l'absorption ne sont pas perdus pour l'économie ; ils

trouvent dans l'intestin de nouveaux fluides (suc pancréatique et liquide intestinal) qui sont propres à compléter leur transformation en albuminose.

Nous avons vu que ces mêmes fluides contribuent également à transformer les aliments amylacés en glycose : par cette double fonction, le suc pancréatique et le liquide intestinal sont bien évidemment les agents complémentaires de la digestion ; mais les principes qui leur constituent ces propriétés n'ont pas encore été suffisamment étudiés, pour qu'on puisse déterminer comment ils sont plus ou moins semblables aux ferments de la salive et du suc gastrique.

§ —— On a soutenu l'opinion que la diastase et la pepsine n'étaient qu'un seul et même principe dont le mode d'action sur les aliments différerait seulement par suite de la nature chimique du milieu où s'opère la réaction : ainsi ce principe digestif unique dissoudrait les matières amylacées dans un milieu alcalin, et les matières azotées dans un milieu acide.

Mais il résulte d'expériences multipliées que, d'une part, la diastase n'agit que sur les aliments amylacés : en moins d'une minute elle fluidifie l'empois d'amidon, et le transforme en dextrine et en glycose ; même dans un milieu légèrement acide, elle continue à transformer l'amidon, et jamais elle n'acquiert vis-à-vis des aliments albumineux aucune des propriétés de la pepsine.

D'autre part, la pepsine n'est propre qu'à la transformation des aliments albuminoïdes : elle caille le lait, elle coagule l'albumine, la fibrine, le gluten rendus solubles par une faible proportion d'acide; elle dissout ensuite ce coagulum pour le convertir en albuminose; mais elle n'a jamais d'action saccharifiante, et, en présence d'un alcali, elle ne peut transformer la fécule en dextrine et en glycose.

On doit donc, en raison de leurs propriétés spéciales, admettre que la *diastase* et la *pepsine* sont deux ferments bien distincts l'un de l'autre.

§ —— Le suc gastrique est-il le même chez les carnivores et chez les herbivores? a-t-il les mêmes propriétés physiologiques?

Si l'on tient compte de cette observation journalière, qu'un carnassier peut être nourri exclusivement de végétaux, et un herbivore exclusivement de viandes; que plusieurs animaux carnassiers dans leur premier âge, deviennent ensuite herbivores, et que beaucoup d'espéces sont omnivores, c'est-à-dire se nourrissant tout à la fois de substances animales et de substances végétales;

Si, d'autre part, on se rappelle que ces différentes substances alimentaires sont constituées par les mêmes principes : albumine, caséine, fibrine, gluten, dont la digestion s'opère dans l'estomac;

On sera porté à penser que le même ferment digestif existe chez les carnivores et les herbivores.

Or, des expériences directes ont donné la preuve absolue qu'un suc gastrique artificiel préparé avec de l'eau acidulée et de la pepsine extraite de divers animaux, soit carnivores. soit herbivores, tels que chien, chat, cochon, veau, mouton. lapin, oie. poule, grenouille, écrevisse, etc., a les mêmes propriétés que le suc gastrique naturel et digère également bien les aliments albuminoïdes.

Le suc gastrique est toujours identique, il varie seulement de quantité et de pouvoir digestif pour chaque animal : par exemple, il est très puissant et peu abondant chez les carnivores ; c'est le contraire chez les herbivores. Cette différence d'énergie digestive est rapportée à la variable proportion tantôt de pepsine, tantôt d'acide, mais nullement à une dissemblance dans la nature du vrai ferment gastrique.

Donc le suc gastrique, dans toute la série animale, présente une unité d'action qu'il doit à un même ferment, la *pepsine*.

La *pepsine*, qu'elle soit venue des herbivores ou des carnivores, est toujours semblable, et opère les mêmes transformations dans les aliments.

§ —— Ces transformations donnent lieu à l'*albuminose*, et il résulte des travaux de M. L. Corvisart, que l'albuminose, au point de vue physiologique. est toujours la même, quel que soit l'animal, herbivore ou carnivore, qui ait fourni le principe digestif; et qu'une fois faite, elle peut servir à la nutrition de toutes les espèces.

Si donc la *pepsine* est chimiquement toujours la même, et l'*albuminose* physiologiquement toujours la même, il sera possible de nourrir tout animal au moyen de pepsine et d'albuminose appartenant à un autre animal ; de donner à un carnassier la pepsine d'un ruminant, et d'obtenir des phénomènes de digestion parfaitement analogues à ceux qui se passeraient sous l'influence du suc gastrique naturel au carnassier.

C'est d'après ces faits consciencieusement étudiés, que M. L. Corvisart a, le premier, proposé pour les malades dont l'estomac, par un vice quelconque de sécrétion, n'est plus apte à faire subir aux aliments les transformations nécessaires à leur assimilation, de les nourrir en se passant de leur estomac, comme s'il s'agissait d'une digestion artificielle.

« Il y a deux sortes de famine, dit M. Corvisart (1) :
» l'une provient de ce que le sol refuse à l'homme les
» aliments que ce dernier doit digérer pour vivre ;
» l'autre provient de ce que l'estomac, affaibli par la
» maladie, l'abstinence ou l'alimentation insuffisante,
» refuse de fournir le ferment propre à digérer. Deux
» hommes soumis, l'un à la première sorte de famine,
» l'autre à la seconde, passent exactement par les mêmes
» périodes, dont la première est la dyspepsie et la der-
» nière la consomption, et succombent également, parce
» que sans aliment comme sans ferment digestif, il n'y
» a point de nutrition possible et point de vie.

» Les maladies sont pour la production du principe
» digestif une cause rapide de ruine, comme les intem-
» péries sont pour le sol une cause rapide d'improduc-
» tion : c'est ainsi qu'une mauvaise culture pour celui-ci,

(1). *Sur les effets physiologiques et thérapeutiques de la pepsine*

» une mauvaise hygiène pour celui-là, amènent lente-
» ment les mêmes effets de famine.

» Mais comment nourrir sans lui demander de travail,
» l'organe qui doit digérer pour nourrir? Il faudrait
» opérer sans lui la digestion, et produire les substances
» d'entretien à l'aide de quelque chose venu du dehors
» sans travail de l'estomac : ce qui revient à opérer
» artificiellement sans les organes vivants, et cependant,
» à leur profit, toute une fonction de l'économie vivante.»

Eh bien ! ce problème est résolu, il est constaté par
d'innombrables observations. C'est à juste titre que
M. Corvisart peut s'écrier : « Cette conquête sans exem-
» ple encore en thérapeutique est consommée ! La diges-
» tion artificielle par la pepsine, à l'usage de la pratique
» de la médecine, et la production des éléments nutri-
» tifs sans l'estomac vivant, ne sont pas plus un mythe
» insaisissable et une utopie ridicule que ne l'est la
» fécondation artificielle des œufs de poisson dans
» la pisciculture. »

Actuellement la phrase des *Archives générales de
médecine* est une vérité : M. Corvisart se substitue à la
nature !

A lui revient tout l'honneur de cette médication
nouvelle, de cette conquête thérapeutique. En vain on
a voulu objecter que d'autres avaient eu l'idée de faire
servir le suc gastrique aux phénomènes de digestion :
avant la découverte de la pepsine, alors qu'on n'avait
aucune connaissance des éléments constitutifs du suc
gastrique et de ses véritables fonctions, on ne pouvait
songer à l'emploi d'un liquide dont on ignorait les pro—

priétés ; et de nos jours mêmes il eût été impossible de mettre à exécution les intéressantes recherches de M. Corvisart, et de faire aux malades l'application du nouveau remède, si un habile chimiste, M. Boudault, n'était parvenu, après les plus louables efforts, à préparer la pepsine en assez grande quantité et à un prix assez modéré pour en doter la matière médicale.

§—— On s'est demandé comment le suc gastrique, qui jouit d'une propriété dissolvante si énergique, épargnait les parois du réservoir qui le contient et qui en sont continuellement baignées pendant la digestion.

On a admis que sur le cadavre le suc gastrique altère quelquefois les parties qui se trouvent en contact prolongé avec lui. Hunter et d'autres observateurs disent avoir vu sur des hommes morts en pleine digestion, les parois du viscère ramollies, dissoutes, perforées ou déchirées, à tel point que les matières alimentaires s'étaient épanchées dans la cavité abdominale, et que même le foie, le diaphragme, la rate, avaient aussi subi des altérations plus ou moins profondes. Les mêmes faits auraient été constatés chez le chien. Enfin les matières de l'estomac imprégnées de suc gastrique, en refluant dans l'œsophage, auraient déterminé la dissolution des parois de ce conduit et se seraient épanchées dans la cavité des plèvres.

Il est bien difficile de croire à de pareils résultats. Déjà Spallanzani, en citant Hunter, ne s'expliquait pas par quelle fatalité, après avoir vu un grand nombre d'estomacs, il n'en avait jamais trouvé un seul dont les parois fussent déchirées ou seulement notablement dissoutes. M. Colin, professeur d'Alfort, n'a pu constater sur les cadavres de chevaux tués les uns à jeun, les autres à différentes périodes de la digestion, aucune perforation ni même dissolution de la membrane muqueuse, et cependant les estomacs avaient été maintenus dans la cavité abdominale (après l'enlèvement des intestins) durant des semaines entières. Il n'a jamais apprécié de perforation ou dissolution dans les anses d'intestins préalablement lavées et débarrassées de mucus, qu'il avait remplies par des aliments ou des liquides tirés de l'estomac au moment de la plus grande activité digestive.

Il est très probable qu'on n'a pas tenu compte de la décomposition putride qui s'empare si rapidement des viscères intestinaux après un décès de douze à vingt-quatre heures.

Si donc après la mort, bien qu'il en ait été dit, l'estomac résiste à l'action du suc gastrique, à plus forte raison pendant la vie doit-il n'être jamais attaqué par le liquide qu'il sécrète lui-même. C'est ce que nous observons pour d'autres appareils sécréteurs de l'économie : ainsi les larmes, les urines, la bile, qui en dehors de leurs réservoirs naturels exercent une action très prononcée sur les tissus environnants, n'attaquent jamais les muqueuses propres qui les contiennent ou les glandes qui les sécrètent.

Il faut se rappeler aussi que le suc gastrique n'afflue pas continuellement dans l'estomac et ne s'y accumule pas en provision dans l'intervalle des repas, comme l'admettaient Réaumur et Spallanzani ; il n'est sécrété qu'en présence d'aliments ou de corps excitants mis en contact avec la muqueuse stomacale. Dans l'état de vacuité, l'estomac ne contient que du mucus et de la salive, mélange neutre ou alcalin donnant parfaitement l'explication de l'erreur dans laquelle sont tombés les physiologistes qui ont trouvé le suc gastrique alternativement acide, neutre ou alcalin, sans tenir compte des circonstances dans lesquelles ils expérimentaient.

Enfin, un fait incontestable, c'est que les innombrables expériences de digestion artificielle pratiquées sur les animaux n'ont jamais révélé l'action dissolvante du suc gastrique sur les membranes vivantes qui en sont baignées.

Il résulte de ces faits et considérations, qu'il n'y a aucun accident à craindre de l'administration de la pepsine, même lorsqu'elle serait sans opportunité. Dans l'état de santé comme dans l'état de maladie, elle ne peut avoir pour résultat que d'activer et faciliter la digestion des aliments albumineux.

§ —— C'est dans cet unique but que **M. L. Corvi**sart proclame la pepsine.

Il la conseille dans tous les cas où le *suc gastrique fait défaut;* dans tous les troubles de l'économie où l'imperfection de la digestion des matières azotées se révèle par des phénomènes gastro-intestinaux, ou bien par des phénomènes de résorption du corps, d'émaciation, d'appauvrissement, de consomption : ainsi, dans la dyspepsie, la diarrhée, les douleurs nerveuses, les vomissements, surtout les vomissements spasmodiques et souvent incoercibles de la grossesse, les convalescences difficiles succédant aux fièvres typhoïdes ou aux maladies graves, etc.

En un mot, dans toute affection où, à cause de l'état des organes digestifs, *l'alimentation n'est pas suffisante, et les malades sont menacés de périr d'inanition*, la *pepsine* doit être administrée comme base de traitement : elle est le seul remède, le seul salut.

Loin donc de perdre un temps précieux à épuiser à l'aveugle une longue série de tâtonnements alimentaires ou thérapeutiques, il faut donner la *pepsine*. Le cachet du médicament, dit M. Corvisart, est, s'il agit, d'agir vite et nettement ; en deux repas, son efficacité est jugée : il est inerte ou héroïque.

Toutefois il faut se garder de dévier la pepsine de sa véritable application, ce serait s'exposer à de cruelles déceptions. Le médecin qui la prescrit doit avoir en mémoire :

Qu'elle n'est propre qu'à suppléer à l'absence de suc gastrique ;

Qu'elle n'effectue pas toute digestion ;

Qu'elle n'a aucune action sur les substances végétales qui doivent s'absorber à l'état de glycose ;

Qu'elle exerce son pouvoir spécifique uniquement sur les substances albuminoïdes, aliments plastiques qui, comme nous l'avons déjà dit, sont surtout destinés au développement, à l'entretien, à la réparation des organes de l'économie, et sont, par conséquent, le plus indispensables à l'existence.

§ —— La *pepsine* employée en thérapeutique est préparée à l'aide de la caillette des moutons.

Pour obtenir un produit toujours semblable et aussi rapproché que possible des propriétés du suc gastrique naturel, M. Boudault a pris le suc gastrique du chien comme point de comparaison, ou plutôt comme type normal.

Dans la préparation de la pepsine par les procédés chimiques, la plus grande partie de l'acide est éliminée : il fallait, avant tout, restituer cet acide, car il a été établi précédemment que la digestion ne pouvait avoir lieu sans l'action combinée de l'*acide* et de la *pepsine*.

Bien que les différents acides admis dans le suc gastrique puissent se suppléer les uns aux autres, M. Boudault ayant reconnu que les digestions artificielles avec la pepsine acidulée par les acides chlorhydrique et acétique ne sont jamais aussi complètes qu'avec la pepsine acidulée par l'acide lactique, a conséquemment donné la préférence à ce dernier acide pour composer son ferment digestif artificiel : à l'aide d'une dissolution titrée de teinture de tournesol, il est arrivé à déterminer très approximativement la quantité d'acide lactique qui doit être ajoutée à la pepsine.

Et quand la *pepsine* a été ainsi *acidifiée*, c'est par une série d'expériences comparatives sur les animaux vivants qu'il est parvenu à doser en quelque sorte son pouvoir digestif.

Pour conserver sans altération la pepsine acidulée, M. Boudault la mêle à une portion déterminée d'amidon

desséché qui n'exerce aucune influence sur les phénomènes de digestion.

Mélangée à l'amidon, la *pepsine* est sous forme de
poudre; elle a une couleur jaunâtre, une odeur qui
rappelle le lait caillé et le fromage, une saveur acidule,
styptique, amère. Renfermée dans des flacons bien
bouchés, elle conserve indéfiniment ses propriétés digestives.

C'est dans cet état, à la dose d'un gramme avant ou
après les repas, que M. Corvisart la prescrit le plus
souvent, afin de bien convaincre que l'action thérapeutique n'est due à aucune autre substance. Certains
malades l'avalent assez facilement dans une cuillerée
de potage ou dans un peu d'eau sucrée; mais le plus
grand nombre n'en supportent pas volontiers l'odeur
et la saveur nauséabondes.

Pour vaincre toute répugnance, on fait prendre la
pepsine soit enveloppée dans une hostie mouillée, soit
en dissolution dans du sirop de fleur d'oranger, du
sirop de cerises, dans une certaine quantité de vin
sucré ou d'élixir de Garus.

Ces petites préparations offrent, dans leur exécution,
de l'ennui et des difficultés aux malades; la plupart du
temps elles n'ont pas la précision nécessaire, rarement
elles parviennent à dissimuler le mauvais goût qu'on
veut éviter.

On a donc cherché à composer un liquide n'altérant
point les propriétés de la pepsine, masquant autant que
possible son odeur et sa saveur, étant d'une ingestion
à la fois facile et agréable.

On ne pouvait penser à un sirop, puisque MM. Corvisart et Boudault avaient déjà parfaitement constaté qu'en très peu de temps la pepsine réagit sur le sucre de canne.

Après bien des essais, il a paru qu'un *élixir*, une dissolution légèrement alcoolique (*la pepsine n'étant insoluble que dans l'alcool anhydre*), réunissait tous les avantages, et nous nous sommes arrêtés à cette formule :

Élixir de pepsine.

Pepsine amylacée.	6 grammes.
Eau distillée.	24
Vin blanc de Lunel	54
Sucre blanc.	30
Esprit-de-vin fin à 33 degrés.	12

On met ces matières en contact jusqu'à parfaite dissolution, et l'on filtre.

On administre l'élixir immédiatement après les repas, à la dose d'une cuillerée à bouche, qui représente 1 gramme de pepsine, quantité suffisante à la digestion des aliments albuminoïdes ordinairement logérés.

Paris. — Imprimerie de L. MARTINET, rue Mignon, 2.

www.ingramcontent.com/pod-product-compliance
Ingram Content Group UK Ltd.
Pitfield, Milton Keynes, MK11 3LW, UK
UKHW022232070726
13613UKWH00004B/1906